Michael Kempmann

Spiegelneuronen

Die zwischenmenschliche Kommunikation als neuronaler Nachahmungsprozess

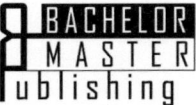

Kempmann, Michael: Spiegelneuronen: Die zwischenmenschliche Kommunikation als neuronaler Nachahmungsprozess. Hamburg, Bachelor + Master Publishing 2015

Originaltitel der Arbeit: Spiegelneuronen - Mirror Neurons: Die zwischenmenschliche Kommunikation als neuronaler Nachahmungsprozess

Buch-ISBN: 978-3-95820-482-9
PDF-eBook-ISBN: 978-3-95820-982-4
Druck/Herstellung: Bachelor + Master Publishing, Hamburg, 2015
Zugl. Heinrich-Heine-Universität Düsseldorf, Düsseldorf, Deutschland, Studienarbeit, 2005

Bibliografische Information der Deutschen Nationalbibliothek:
Die Deutsche Nationalbibliothek verzeichnet diese Publikation in der Deutschen Nationalbibliografie; detaillierte bibliografische Daten sind im Internet über http://dnb.d-nb.de abrufbar.

Das Werk einschließlich aller seiner Teile ist urheberrechtlich geschützt. Jede Verwertung außerhalb der Grenzen des Urheberrechtsgesetzes ist ohne Zustimmung des Verlages unzulässig und strafbar. Dies gilt insbesondere für Vervielfältigungen, Übersetzungen, Mikroverfilmungen und die Einspeicherung und Bearbeitung in elektronischen Systemen.

Die Wiedergabe von Gebrauchsnamen, Handelsnamen, Warenbezeichnungen usw. in diesem Werk berechtigt auch ohne besondere Kennzeichnung nicht zu der Annahme, dass solche Namen im Sinne der Warenzeichen- und Markenschutz-Gesetzgebung als frei zu betrachten wären und daher von jedermann benutzt werden dürften.

Die Informationen in diesem Werk wurden mit Sorgfalt erarbeitet. Dennoch können Fehler nicht vollständig ausgeschlossen werden und die Diplomica Verlag GmbH, die Autoren oder Übersetzer übernehmen keine juristische Verantwortung oder irgendeine Haftung für evtl. verbliebene fehlerhafte Angaben und deren Folgen.

Alle Rechte vorbehalten

© Bachelor + Master Publishing, Imprint der Diplomica Verlag GmbH
Hermannstal 119k, 22119 Hamburg
http://www.bachelor-master-publishing.de, Hamburg 2015
Printed in Germany

Inhaltsverzeichnis

1. Einführung 1
2. Das Spiegelneuronensystem und das Erkennen von Handlungen 2
   2.1 Rückblick: Forschungsergebnisse der Spiegelneuronenforschung beim Affen 2
   2.2 Rückblick: Forschungsergebnisse der Spiegelneuronenforschung beim Menschen 4
   2.3 Die Bedeutung des Spiegelneuronensystems für die menschliche Fähigkeit der Imitation 6
3. Das Spiegelneuronensystem eine seine Rolle bei der Spracherkennung 8
   3.1 Bedeutungsentwicklung aus Lauten und Gesten 9
   3.2 Onomatopöie und Schmematopöie 10
   3.3 Audio-visuelle Spiegelneuronen und Echo-Spiegelneuronen 11
4. Die Wurzeln der Empathie 13
   4.1 Definition: Identität 13
   4.2 "implicit certainities" 13
   4.3 Von den „implicit certainities" zu einem „Shared Manifold of Intersubjectivity" 15
   4.4 "Shared Manifold of Intersubjectivity" 15
5. Schlussbemerkung 17
6. Literaturverzeichnis 19

1. Einführung

In dieser Hausarbeit widme ich mich neuen neurobiologischen Erkenntnissen über die Hirnaktivität bei der Erkennung von Handlungen, sowie – teilweise nicht genau nachgewiesenen – Hypothesen über den Einfluss von Spiegelneuronen auf die Erkennung von Sprache und der Evolution sprachlicher Kommunikation. Schließlich soll auch auf Empathie eingegangen werden, ein Bereich, in dem das Spiegelneuronensystem die neurale Basis von Intersubjektivität sein soll.

Spiegelneuronen sind Neuronen, die im Gehirn bei Beobachtung von Handlungen die selben Potenziale auslösen, wie bei der Ausführung gleicher Handlungen. Entdeckt wurden solche Potenziale erstmals in den 1990er Jahren von den italienischen Neurologen Vittorio Gallese und Giacoma Rizzolati an der Neurobiologischen Fakultät der Universität Parma. Sie unternahmen Versuche an Affen und entdeckten zufällig Potenziale, die schon bei der Beobachtung von Handlungen feuerten. Während andere Affen oder der Experimentator die Versuchsaufgabe (Greifen einer Nuss) lösten bzw. aufbauten, waren bei den nicht aktiven, nur beobachtenden Affen Potenziale zu messen. Diese Affen hatten noch Elektroden an den Messpunkten und die Aufzeichnungsgeräte waren noch eingeschaltet.

Es scheint, als sei mit den Spiegelneuronen der neurologische Mechnismus gefunden, mit dessen Hilfe die fundamentale Eigenschaft der Erkennung von Handlungen plausibel und einfach erklärt werden kann und auch die Grundlage für die Imitation motorischer Handlungen gefunden wurde. Damit wären die Spiegelneuronen grundlegend für das menschliche Sozialverhalten verantwortlich.

2. Das Spiegelneuronensystem und das Erkennen von Handlungen

Den Aufsatz „The mirror neuron system and action recognition" (Buccino) beginnen die Autoren mit zwei Hypothesen zur kognitiven Funktion zum Erkennen von Handlungen. Zum einen die „visual hypothesis[1]" und zum anderen die „direct-matching hypothesis[2]", aufgestellt im Aufsatz „Neurophysiological mechanisms underlying the understanding and imitation of action" (Rizzolatti, Fogassi, Gallese, 2001):

„The visual hypotheses states that action understanding is based on a visual analysis of the different elements that form an action, with no motor involvement. The direct-matching hypothesis, on the other hand, holds that we understand actions when we map the visual representation of the same action." (S. 665)[3]

Geht man von der „visual hypothesis" aus, müssten bei der Beobachtung von Handlungen bestimmte visuelle Bereich des Gehirn aktiv werden. Also die Bereich, in denen eine visuelle Analyse des Beobachteten stattfinden müsste. Stimmt die „direct-matching hypothesis", müssten Potenziale in genau den selben Bereichen gemessen werden, wie bei der Durchführung der gleichen Handlung (vgl. Buccino, 1, Kap. 1).

2.1 Rückblick: Forschungsergebnisse der Spiegelneuronenforschung beim Affen

Wie bereits beschrieben wurden Spiegelneuronen zunächst beim Affen gefunden und zwar im prämotorischen Cortex und in der sog. F5-Region.

„Electrophysilogical studies have shown that in this area, there is a motor representation of mouth an hand actions[4]. Neurons discharge when the monkey executes spe-

---

[1] Den Begriff „visual hypothesis" lasse ich magels handlichen deutschen Begriffs unübersetzt wie weitere englische Begriffe, die kürzer und genauer fassen, was in der deutschen Sprache in diesem Kontext umständlich umschrieben werden müsste.
[2] s.o.
[3] Die "visual hypothesis" geht davon aus, dass das Erkennen von Handlungen auf einer visuellen Analyse der verschiedenen Elemente, die die Handlung ausmachen, ohne Einbeziehung eines Motors, beruht. Die „direct-matching hypothesis" geht andererseits davon aus, dass wir Handlungen dadurch verstehen, dass wir die Handlung dort verorten, wo eine visuelle Repräsentation der gleichen Handlung existiert. [Übersetzung M.K.]
[4] Bei der Übersetzung des englischen Begriffs „action" werden die deutschen Begriffe Handlung, Aktion oder aber Bewegung synonym benutzt und meinen exekutive Bewegungen. In späteren Teilen

cific goal-directed hand actions such as grasping, holding, tearing and manipulating objects"[5] (Buccino, 1, 3ff.).

"Very interestingly, part of these neurons discharge both when the monkey performs specific goal-directed hand actions and when it observes another monkey or an experimenter performing the same or similar action"[6] (Buccino, 2, 4ff.). (Als Belege werden von Buccino folgende Texte benannt: Gallese, Fadiga, Fogassi, Rizzolatti, 1996; Rizzolatti, Fadiga, Gallese, Fogassi, 1996a[7])

Es wurde also festgestellt, dass es im Hirn von Menschenaffen Bereiche gibt, in denen motorische Bewegungen repräsentiert werden. Weiter wurde festgestellt, dass diese Neuronen nicht nur bei der Durchführung, sondern bei der bloßen Beobachtung feuern. Es handelt sich bei den von Spiegelneuronen kodierten Bewegungen nicht um elementare Bewegungen (sondern greifen, halten etc. s.o.). Offensichtlich werden Handlungen nicht aufwendig visuell analysiert, es handelt sich viel mehr um einen Mechanismus der direkten Erkennung („direct matching mechnism") von beobachteter Handlung durch Abbildung der beobachteten Handlung mittels der selben Potenziale, wie bei der Exekution der gleichen Bewegung, im Hirn des Beobachtern (direkte Repräsentation).

Buccino unterstreicht einige der Hauptcharakteristika der Spiegelneuronen: „during action observation they discharge only when a biological effector (a hand, for example) interacts with an object"[8] (2, 23ff.), nicht, wenn die Handlung mit einem Werkzeug ausgeführt wird (vgl. Buccino, 2, 26). „Mirror neurons are not active [...] when the observed action is simply mimicked, that is executed in the absence of an object"[9]

---

dieser Arbeit steht Handlung oder Aktion auch für kommunikative Handlungen/Aktionen (verbal oder non-verbal), sowie weitere Gesten des sozialen Umgangs.
[5] Elektrophysiologische Studien haben gezeigt, das in dieser Region eine motorische Repräsentation von Mund- und Handaktionen besteht. Die Neuronen feuern, wenn der Affe eine spezifische zielgerichtete Handbewegung ausführt, wie greifen, halten, ziehen oder verändern von Objekten. [Übersetzung M.K.]
[6] Interessanterweise feuern Teile dieser Neuronen sowohl wenn der Affe spezifische zielgerichtete Handbewegungen durchführt, als auch wenn er einen anderen Affe dabei oder den Experimentartor beim Vorführen der selben oder einer ähnlichen Aktion beobachtet [Übersetzung M.K.]
[7] Zu den vollen bibliographischen Daten von Texten, die dem Autor nicht vorliegen, sondern nur von den anderen Autoren benutzt wurden: siehe bibliographische Listen der benutzten Artikel.
[8] Während der Beobachtung von Bewegungen feuern sie nur, wenn ein biologischer Effektor (beispielsweise eine Hand) mit einem Objekt interagiert. [Übersetzung M.K.]
[9] Spiegelneuronen sind nicht aktiv, wenn die beobachtete Aktion einfach nachgeahmt wird, wenn sie ohne Objekt durchgeführt wird. [Übersetzung M.K.]

(Buccino, 2, 26ff.). Außerdem feuern sie nicht bei "mere visual presentation of an object[10]" (Buccino, 2, 29f.).

Perret et al. haben 1989 schon den Spiegelneuronen ähnliche Neuronen in der STS Region gefunden, die bei Beobachtung von zielgerichteten Handbewegungen, aber auch auf das Neigen des Kopfes, das Bewegen der Hand und das Beugen des Torsos reagieren, jedoch – ohne das dies näher untersucht worden sei – keine motorische Bewegung verschlüsseln (vgl. Buccino, 2, 32ff.).

Eine aktuelle elektrophysiologische Untersuchung von Umilta et al. (2001) zeigte, dass Spiegelneuronen auf das Ziel einer Handlung schließen können (vgl. Buccino, 2, 49ff.). Affen beobachteten eine zielgerichtete Handbewegung (Greifen eines Stücks Futters) sowohl bei freier Sicht auf die Bewegung („visual condition"), als auch bei verdeckter Sicht des letzten Teiles der Bewegung („hidden condition"). Die Spiegelneuronen feuerten unter beiden Bedingungen gleich, bei einer Vergleichsgruppe (Beobachtung nachgeahmter Bewegung) wurde weder bei der „hidden" noch bei der „visual condition" ein Potenzial gemessen.

Koehler et al. (2002) zeigten zudem, dass etwa 15% der Spiegelneuronen auch auf akustische Stimulation reagieren (vgl. Buccino, 2, 67ff.). Koehler et al. nennen diese „audio-visual mirror neurons"[11].

Es wurde gezeigt, dass Spiegelneuronen noch weitere Fähigkeiten besitzen, wie die der Unterscheidung von Nachahmung und zielgerichteter Handlung, der Fähigkeit das Ziel einer Handlung zu schließen. Weiterhin existieren audio-visuelle Spiegelneuronen, die, wie später gezeigt wird, für die Imitation von Sprache eine wichtige Rolle spielen.

2.2. Rückblick: Forschungsergebnisse der Spiegelneuronenforschung beim Menschen

Neue Erkenntnisse verschiedener Bereiche lassen darauf schließen, dass die beim Affen beobachteten Spiegelneuronen auch beim Menschen vorhanden sind.

---

[10] bei der bloßen visuellen Präsentation eines Objekts.
[11] Audio-visuelle Spiegelneuronen [Übersetzung M.K.]

Fadiga, Fogassi, Pavesi und Rizzolatti (1995) wiesen bei Probanden Potenziale nach, während sie verschiedene Handbewegungen beobachteten. MEP[12]s wurden bei der Beobachtung in den Muskeln gemessen, die bei der Ausführung der gleichen Bewegung benutzt würden. Strafella und Paus (2000) bestätigten diese Ergebnisse (vgl. Buccino, 3, 1ff.).

Gangitamo, Mottaghy und Pascual-Leone (2001) wiesen zudem nach, dass das Vorkommen der MEPs dem Vorlauf der Bewegung folgt (vgl. Buccino, 3, 16f.). MEPs werden also in den Muskeln in der Reihenfolge hervorgerufen, wie sie bei der Durchführung auch zeitlich aufeinander folgen würden. Es werden nicht zeitgleich alle für die Bewegung erforderlichen Potenziale evoziert, sondern auch ihre zeitliche Folge simuliert.

Zudem gibt es Beweise für die Existenz eines Spiegelneuronenkomplexes durch Ergebnisse der Verhaltensforschung (vgl. Buccino, 3, 48ff.).

Neue bildgebende Verfahren ermöglichen Einblicke ins menschliche Hirn, sodass die Aktivierung des Broca-Zentrums bei der Beobachtung von Bewegungen nachgewiesen wurde, wie man bereits aufgrund der evolutionären Entwicklung der F5-Region des Affen zum Broca-Zentrum beim Menschen vermutet hatte (vgl. Buccino 3, 102ff.).

Ein weiterer Versuch mittels fMRI[13] (Buccino et al., 2001) belegt, dass das Spiegelneuronensystem auch auf Bewegungen mit den Füßen und dem Mund reagiert. Bei Bewegungen mit dem Mund ist die Reaktion auf transitive und intransitive Bewegungen[14] unterschiedlich (vgl. Buccino, S. 4, Z. 34ff.).

Es ist davon auszugehen, dass auch beim Menschen ein Spiegelneuronenkomplex existiert, der für die Erkennung von beobachteten Handlungen von Bedeutung ist. Weiterhin beschränkt sich das Spiegelneuronensystem nicht ausschließlich auf Bewegungen mit den Händen, reagiert vielmehr auch auf Fuß- und Mundbewegungen. Die Art der Reaktionen ist abhängig von der An- oder Abwesenheit eines Objekts bei der Bewegung (s. Abb. 1). MEPs simulie-

---

[12] MEP = motor evoked potentials = motorisch hervorgerufene Potenziale. Potenziale, die (normalerweise) entstehen, wenn eine Bewegung ausgeführt wird.
[13] fMRI: functional magnet resonance imaging: funktionale Magnetresonanztomographie: im Gegensatz zur klassischen Magnetresonanztomographie (MRT) oder der Computertomographie (CT), zeichnet die fMRT nicht einzelne Bildern, sondern einen zeitlichen Ablauf auf, sodass detailliertere Ergebnisse erzielt werden können.
[14] transitive Bewegungen: Bewegungen unter Einbeziehung eines Objekts; intransitive Bewegungen: Bewegungen bei Abwesenheit eines Objekts

ren auch den zeitlichen Ablauf einer Bewegung. Somit scheint das Spielneuronensystem beim Menschen komplexer zu sein, als bei niederen Primaten.

Zusammenfassen lässt sich die Funktion von Spiegelneuronen recht einfach: „Each time an individual sees an action made by another individual, neurons that represent that action are activated in the observer's premotor cortex. This, automatically activated motor representation corresponds to that that is spontaneously generated during active action and whose outcome is known to the acting individual. Thus the mirror [neuron, M.K.] system is able to transform visual information into knowledge[15]." (Rizzolatti, 7, 9-14)

Der beschriebene „matching mechanism appears to be able to provide a solution to the basic problem of imitation, i.e. how an action described in visual terms may be replicated by the motor system, using completely different physiological parameters[16]" (Rizzolatti, 2, 10ff).

2.3. Die Bedeutung des Spiegelneuronensystems für die menschliche Fähigkeit der Imitation

Die Fähigkeiten der Spiegelneuronen legen die Frage nach ihrer genuiden funktionalen Bedeutung. Rizzolatti spricht von zwei Hypothesen dazu: "The first is, that mirror neuron activity underlies imitation (see Jeannerod, 1994), the second is that they are at basis of action understanding (see Rizzolatti et al., 2001)[17]" (Rizzolati, 6, 19ff.). Weiter widerlegt er die erste der Hypothesen, da Imitation bei Primaten nur beim Menschen und vielleicht noch bei Menschenaffen vorhanden sei (vgl. Rizzolatti, 7, 1-4). Bei Imitation schießen Spiegelneuronen bei Menschenaffen nicht (s.o.).

---

[15] Jedesmal, wenn ein Individuum eine Handlung eines anderen Individuums sieht, werden Neuronen im prämotorischen Cortex des Beobachters aktiviert, die diese Handlung repräsentieren. Diese automatisch aktivierte motorische Repräsentation steht in Verbindung mit den Neuronen, die spontan während der aktiven Handlung generiert werden und deren Ergebnis dem Agens bekannt ist. Auf diese Weise ist das Spiegelneuron[ensystem] in der Lage, visuelle Information in Kenntnisse/Wissen zu verwandeln. [Übersetzung M.K.]
[16] [Der beschriebene] matching Mechnismus (s.o.) scheint eine plausible Lösung für das Grundproblem der Imitation zu liefern, d.h. für das Problem, wie eine Handlung, die durch visuelle Bedingungen beschrieben wird, durch das motorische System repliziert werden könnte, unter Benutzung komplett verschiedener physiologischer Parameter [Übersetzung M.K.].
[17] Die erste ist, dass Spiegelneuronenaktivität der Imitation unterliegt (s. Jeannerod, 1994), die zweite besagt, dass sie grundlegend für das Verstehen von Handlungen ist (s. Rizzolati et al., 2001) [Übersetzung M.K.]

Während früher angenommen wurde, Imitation sei eine "cognitively undemanding, rather elementare form of behavior[18]" (Rizzolatti, 8, 20f.), zeigen neueste Erkenntnisse der Wissenschaft „clear evidence that imitation is a faculty developed in humans[19]" (Rizzolatti, 9, 1f.) und Rizzolatti geht sogar weiter: "intrinsiccally linked to language and culture[20]" (9, 2).

Als Beleg führt er die Versuche Iacoboni et al., 1999, an, die Probanden mittels fMRI ins Hirn schauten, während sie ihren Finger als Antwort auf (a) die selbe Handlung, die ihnen gezeigt wurde, (b) ein symbolischen Hinweis oder (c) einen räumlichen Hinweis (vgl. Rizzolatti, 9, 3ff.) bewegten.

Die Ergebnisse haben belegt, so Rizzolatti, dass die Aktivierung bei der Imitation (a) stärker gewesen seien, als bei (b) und (c) (vgl. 9, 7). Ähnliche Schlüsse legen die Versuche Nishitani & Hari (2000, 2002) nahe, die die Imitation von Greif- und Gesichtsbewegungen (verbale und nonverbale Lippenbewegungen) untersuchten (vgl. Rizzolatti, 9, 13-21). „The activation sequence during imitation of both verbal and non-verbal lip forms was the same [during imitation] as during observation.[21]" (Rizzolatti, 9, 21f)

Unter Heranziehung weiterer für nicht Neurologen relativ komplizierter Studien zum Imitationslernen kommt Rizzolatti zum Ergebnis, dass "the nodal centers for new motor pattern formations coincide with the nodal mirror neuron system center. fMRI experiments cannot obviously give information on the mechnism underlying imitation, yet, it is plausible [...] that, during learning the new motor acts that activated by mirror mechanism, the corresponding motor representations in [special brain regions] [are active]. Once these motor representations are activated, they are re-combined, to fit to the observed model. This re-combination appears to occur inside the mirror neuron circuit [...].[22]" (Rizzolatti, 12, 5-13)

Der Spiegelneuronenkomplex scheint also Ort des Imitationslernens zu sein.

---

[18] kognitiv unbedingte, eher elementare Form des Verhaltens [Übersetzung M.K.]
[19] deutliche Beweise, dass Imitation eine Fähigkeit, die im Menschen entwickelt wurde [Übersetzung M.K.]
[20] mit einer wesentlichen Verbindung zu[r Fähigkeit] der Sprache und Kultur. [Übersetzung M.K.]
[21] Die Aktivierungsfolge während der Imitation sowohl von verbal als auch von non-verbaler Lippenformen war die selbe [während der Imitation], wie während der Beobachtung [Übersetzung M.K.].
[22] das Hauptzentrum für neue Formationen von motorischen Schemata mit dem Hauptzentrum des Spiegelneuronensystems übereinstimmen. fMRI-Experimente können keine direkt offensichtliche Information über den Mechanismus geben, dem Imitation zugrunde liegt, trotzdem ist es plausibel, dass während des Lernens neuer motorischer Aktionen, die durch einen Spiegelungsmechanismus aktiviert wurden, die entsprechenden motorischen Repräsentationen in [speziellen Gehirnarealen] aktiv sind. Sind diese motorischen Repräsentationen einmal aktiviert, werden sie rekombiniert um in das beobachtete Modell zu passen. Diese Rekombination scheint innerhalb des Spiegelneuronenkreises aufzutreten [...] [Übersetzung M.K.]

3. Das Spiegelneuronensystem eine seine Rolle bei der Spracherkennung

Zwei schon beschriebene Tatsachen lassen einen Zusammenhang zwischen dem Spiegelneuronenkomplex und der menschlichen Sprache vermuten. Zum einen existieren audio-visuelle Spiegelneuronen, die auf Geräusche reagieren. Zum anderen sind die Gehirnareale, in denen Spiegelneuronen nachgewiesen wurden, bzw. für deren homologe Areale im Affenhirn Spiegelneuronen nachgewiesen wurden, beim Menschen u.a. das Broca- und das Wernicke-Zentrum, die beim Menschen für die motorische Spracherzeugung (Broca-Zentrum) oder das Verstehen von Sprache (Wernicke-Zentrum) verantwortlich sind (vgl. Eintrag „Sprachzentrum" auf www.wikipedia.de).

Buccino beschreibt einen Versuch (Buccino et al., in press), der eine Theorie der Spracherkennung mittels Spiegelneuronenkomplex belegt. „In this study, normal subjects were asked to carefully observe different mouth actions performed by a man, a monkey and a dog, respectively. Two kinds of mouth actions were visually [via Video] presented: biting a piece of food and oral communicative actions (human silent speech, monkey lip-smacking and silent dog barking)[23]" (Buccino, S. 4, Z. 91ff.). Bei Beobachtung des Abbeißens waren die Reaktionen bei den Probanden gleich, unabhängig vom gezeigten Agens der Handlung (vgl. Buccino, S. 4, Z.97ff.). Bei der Beobachtung der Kommunikationshandlung waren unterschiedliche Reaktionen zu beobachten, abhängig vom Agens der Handlung: „During the observation of silent speech (human), there was a clear activation of Broca's area in both hemispheres [...]; during the observation of lip-smacking (monkey) there was only a small bilateral activation in the pars opercularis of Broca's area [...]. Finally during the observation of silent dog barking no activation was found in Broca's area"[24] (Buccino, S. 4, Z. 101ff.).

---

[23] Bei dieser Studie sollten normale Subjekte verschiedene Mundbewegungen aufmerksam beobachten, die von einem Menschen, einem Menschenaffen und einem Hund durchgeführt wurden. Zwei Arten von Mundbewegungen wurden vorgeführt: das Abbeißen eines Stücks Futters und mündliche Kommunikationsakte (leises Reden eines Menschens, das Lippenschmatzen eines Affens und leises Bellen eines Hundes) [Übersetzung M.K.]
[24] Während der Beobachtung des leisen Sprechens (Mensch), war eine deutliche Aktivierung des Broca-Zentrums in beiden Hirnhälften zu beobachten, während der Beobachtung des Lippenschmatzens (Affe) kam es zu einer kleinen bilateralen Aktivierung des pars opercularis im Broca-Zentrum. Während der Beobachtung von leisem Hundebellen konnte keine Aktivierung des Broca-Zentrums nachgewiesen werden [Übersetzung M.K.].

Die unterschiedlichen Reaktionen legen nahe, dass der Beobachter einerseits in der Lage ist, die beobachtete kommunikative Handlung seinerseits in einem direct-matching Prozess (s.o.) im Gehirn nachzuvollziehen, so er in der Lage ist, eine solche Handlung mit gleichen (o.ä.) motorischen Mitteln durchzuführen. Die Aktivierung des Broca-Zentrums (Sprachzentrum! s.o.) weißt darauf hin, dass die motorische Information im Vordergrund steht, eine Annahme, die uns zur Rolle des Spiegelneuronenkomplexes bei der Evolution der Sprache weiterhelfen wird („highly speculative[25]" Rizzolati, 2, 14).

Außerdem würde das Spiegelneuronensystem auf direkte Weise eine Verbindung zwischen Sender und Rezipient einer kommunikativen Handlung herstellen. Mithilfe des Spiegelneuronenkomplexes „observing and doing become manifestations of a single communicative [...] faculty rather than two separate abilities[26]" (Rizzolatti, 12, 19ff.).

3.1 Bedeutungsentwicklung aus Lauten und Gesten

Schon 1998 vertrat Rizzolatti mit Arbib die Theorie, dass Sprache sich aus einer Kommunikation durch Gesten ergeben hat. Ihre Argumentationen fasst Rizzolatti zusammen:

Da Menschen größtenteils über Geräusche/Laute kommunizieren könnte man annehmen, diese seien Erweiterungen der Geräusch basierten tierischen Kommunikation (vgl. 13, 8-10). Die Gehirnregionen, die bei tierischen Lauten und menschlicher Kommunikation aktiv werden sind fundamental unterschiedlich (vgl. 13, 10-15), außerdem seien menschliche Sprachlaute, im Gegensatz zu denen der Tiere, nicht zwangsläufig mit emotionalen Verhalten verbunden (vgl. 13, 15-16; vgl., 14, 6- 15, 2). Während menschliche Kommunikation meist eine eins-zu-eins-Kommunikationssitutation darstellt, sind tierische Laute typischerweise eine einer-zu-allen-Kommunikationssituation (vgl. 13, 16-18). Zudem verfügt das menschliche Lautkommunikationssystem über kombinatorische Fähigkeiten, die bei Tieren einfach nicht vorhanden sind (vgl., 13, 18-20).

---

[25] höchst spekulativ [Übersetzung M.K.]
[26] werden Beobachten und Ausführen Manifestationen einer einzigen kommunikativen Fähigkeit, eher als seien sie zwei gesonderte Fähigkeiten [Übersetzung M.K.]

3.2 Onomatopöie und Schmematopöie

Arbib sei 2002 davon ausgegangen, dass es plausibel sei, dass „'protosigns' were soon accompanied by sounds [...]. The protosign language allowed [...] individuals to communicate in a much richer way than it was possible by using the emotional system. Protosigns allowed individuals to describe directions and action locations, to pantomime actions, and to give iconic descriptions of objects.[27]" (Rizzolatti, 17, 3-12)

Rizzolatti geht von einer Theorie eines natürlichen Ursprungs von Sprache aus (vgl. 17, 20 - 18, 6). Als eine mögliche Quelle von Wortentwicklungen nennt er Onomatopöie[28] (vgl. 18, 7-11), eine weitere „interjectional utterance emitted by individuals in certain conditions[29]" (18, 10f), also Worte (Laute) mit emotionaler Bedeutung, die eine referentielle Bedeutung bekommen, zwei Möglichkeiten die nur die Entstehung einer geringen Anzahl von Worten erklären können (vgl. 18, 11ff.).

Paget habe 1930 bereits eine passende Theorie entwickelt, die der sog. Schematopöie, wonach die meisten Wörter „appear to be pantomic[30]" (Rizzolatti, 19, 7), sich aus Gesten (mit Händen und Gesicht) entwickelt haben, die mit spezifischen Lauten verbunden waren und sich auch zu Gesten mit Zunge und Mund spezialisierten. Paget habe „many examples of parallelism between sound and meaning in a varity of languages[31]" (Rizzolatti, 18, 21f) gegeben, wonach z.B. der Laut <A> für etwas Großes, Weites stehe, <I> für etwas Kleines, etc.

Unterschiedliche Laute für gleiche Begriffe in unterschiedlichen Sprachgemeinschaften erklärt er damit, dass man diese auf unterschiedliche Weise pantomimisieren könne (vgl. Rizzolatti, 18 u. 19).

Grundlage der menschlichen Sprache sollen demnach hochspezialisierte Gesten sein, die gewisse Bedeutungen hatten, aus denen sich im Laufe der Zeit kommunikative Essenzen destilliert haben, die genügten, um eine Botschaft zu übermitteln. Ein

---

[27] Proto-Zeichen bald von Lauten begleitet wurden [...]. Die Proto-Zeichen-Sprache erlaubte [...] Individuen, in einer viel feineren Art und Weise zu kommunizieren, als es mit einem emotionalen Sprachsystem möglich gewesen wäre. Die Proto-Zeichen erlaubten es den Individuen, Richtungen und Orte von Handlungen zu beschreiben, Handlungen zu pantomimisieren und ikonische Beschreibungen von Objekten zu geben. [Übersetzung M.K.]
[28] Onomatopöie: Bildung eines Wortes durch Lautnachahmung, Lautmalerei, z.B. „Kuckuck".
[29] die Äußerung von Interjektionen durch in bestimmten Situationen befindlichen Individuen [Übersetzung M.K.]
[30] pantomimisch erscheinen [Übersetzung M.K.]
[31] viele Beispiele von Parallelismus zwischen dem Laut und der Bedeutung in einer Vielzahl von Sprachen [Übersetzung M.K.]

Kommunikationssystem, das noch weit von unserem heutigen komplexen System entfernt ist.

Unterschiedliche Studien, die Rizzolatti überprüft, stützen die Schematopöie-These. Offensichtlich werden die motorischen Bereiche für bestimmte Handbewegungen auch beim Lesen und spontanen Sprechen aktiv (vgl. Rizzolatti, 19-22). „They indicate [...] that the link between hand gestures and speech system is extremely strong also in the extant *homo sapiens*.[32]" (Rizzolatti, 22, 13ff.)

3.3 Audio-visuelle Spiegelneuronen und Echo-Spiegelneuronen

Wie bereits erwähnt, wurden bei Menschenaffen audio-visuelle Spiegelneuronen nachgewiesen, die bereits auf das spezifische Geräusch einer Handlung reagieren. Welche Bedeutung können solche Spiegelneuronen für die Entstehung von Sprache haben?

Nach Paget (s.o.) ist die lautliche Pantomime der Tätigkeit <essen> im Englischen <mnyam-mnyam> im Deutschen recht ähnlich mit <ham-ham> und universal verständlich. Die Laute imitieren die Tätigkeit des Mundes beim Essen. <ham-ham> ist das spezifische Geräusch der Tätigkeit <essen> (vgl. Rizzollati, 23 u. 24).

„The fundamental step toward speech acquisition was achieved [...] when individuals, thanks to their improved imitations capacities, became free to generate the sounds of actions without actually performing those actions.[33]" (Rizzolatti, 24, 6-8)

Die Linie ist also folgende: Evolutionär entwickeln sich zunächst audio-visuelle Spiegelneuronen, die eine Handlung an ihrem spezifischen Geräusch erkennen, die sich wiederum im Laufe der Evolution zu Echo-Spiegelneuronen entwickeln, die die Handlung nicht nur erkennen, sondern in der Lage sind, das Geräusch zu imitieren. Echo-Spiegelneuronen sind in der Lage, (a) das Gehörte in eine Repräsentation einer motorischen Handlung zu dekodieren und (b) über Repräsentation einer motorischen Handlung auf die Bedeutung des Geräusches zu schließen. Weiter muss sich

---

[32] Sie [die Studien] deuten darauf hin, dass die Verbindung zwischen Gesten der Hände und dem Sprachsystem außerordentlich stark ist, selbst im bestehenden *homo sapiens* [Übersetzung M.K.]
[33] Der fundamentale Schritt zum Spracherwerb wurde erreicht, als Individuen dank ihrer verbesserten Imitationsfähigkeit die Freiheit errungen, die Laute einer Handlung zu generieren, ohne sie tatsächlich durchzuführen. [Übersetzung M.K.]

das System so entwickelt haben, dass einzelne Laute von den Bedeutungen der motorischen Repräsentationen gelöst haben, um arbiträre Zusammenhänge sprachlich kodieren zu können.

Beweise für die Existenz von lautgebundenen Echo-Spiegelneuronen führt Rizzolatti auf (vgl. 25-26), z.B. bei Versuchen, mit Pseudoworten[34], die folglich keine Neuronen für eine referentielle Bedeutung auslösen können, sondern nur die motorische Repräsentation aktivieren. „When an individual listens to verbal stimuli there is an automatic activation of the speech-related motor centers. More difficult is to specify the precise functional meaning of this system and its role in word understanding.[35]" (Rizzolatti, 25, 23ff.)

Eventuell liegt der Worterkennung eine System der "second-order-representation[36]" (Rizzolatti) zugrunde, da wie folgt aussehen könne:

Da normale Spiegelneuronen die selben motorischen Konzepte repräsentieren, wie die, auf die sie reagieren, handelt es hier um eine „first-order-representation" (Rizolatti). „The echo mirror neurons become active in response to verbal material and their activation evokes the motor representation of the corresponding articulatory gesture"[37] (Rizollatti, 27, 3ff.). Somit wäre das Echo-Spiegelneuron, dass einen Laut kodiert mit dem klassischen Spiegelneuron, dass die Handlung kodiert evolutionär verbunden. „The perceiving individual recognizes not only the correct sound of the word but also its meaning.[38]" (Rizzolatti, 27, 10f.)

Somit repräsentiert das Echo-Spiegelneuron indirekt ("second-order-representation") eine Handlung, womit der Weg frei wird für immer arbiträrere Verknüpfungsmöglichkeiten in der weiteren Evolution von Sprache.

---

[34] Pseudoworte: Worte, die wie Worte aus sprechbaren Lautkombinationen bestehen, jedoch keine Bedeutung haben.
[35] Während ein Individuum verbal stimuliert wird, passiert eine automatische Aktivierung des motorischen Zentrums für Sprache [Übersetzung M.K.]
[36] Dies werde ich hier unübersetzt lassen, wie bereits andere Begriffe zuvor.
[37] Die Echo-Spiegelneuronen werden als Reaktion auf verbales Material aktiviert und ihre Aktivierung ruft die motorischen Repräsentationen der korrespondierenden artikulatorischen Geste hervor [Übersetzung M.K.].
[38] Das empfangende Individuum erkennt nicht nur den richtigen Laut des Wortes, sondern auch seine Bedeutung. [Übersetzung M.K.]

4. Die Wurzeln der Empathie

Nachdem Theorien zur Evolution der menschlichen Laut-Sprache nachgegangen wurde, soll nun herausgearbeitet werden, wie aus dem neurologischen Blickwinkel Empathie und Intersubjektivität erklärt werden kann. Grundlage dazu ist der Aufsatz von Vittorio Gallese: „The Roots of Empathy: The Shared Manifold Hypothesis and the Neural Basis of Intersubjectivity." (2002), in dem Gallese zunächst den Begriff Identität definiert.

4.1 Definition: Identität

„Identity is so important within a group of social individuals because it enables them with the capatity to better predict the consequences of the future behaviour of others.[39]" (Gallese, 172, 4-7)

Er unterscheidet zwischen zwei Arten der Identität, einer „i-identity" und einer „s-identity", wobei „i-identity" eine Selbst-Identität ist, die das Individuum an sich selbst individualisiert und die „s-identity", einer Art Gruppen-Identität, mit dem sich das Selbst durch Andere identifiziert (vgl. Gallese, 172, 13-18).

4.2 "implicit certainities"

Gallese behauptet, die „s-identity" beruhe durch eine „sense of identity with the other[40]" auf „implicit certainities[41]" (vgl. Gallese, 172, 40-52).

Die Frage ist, welche Mechanismen dem Entstehen dieser „implicit certainities" zu Grunde liegen, durch die wir andere in unsere Lebenswelten einordnen und durch die wir unserer Verhältnis zu anderen definieren.

---

[39] Identität ist von so großer Wichtigkeit in einer Gruppe sozialer Individuen, weil es sie mit einer Fähigkeit zur besseren Vorhersage des zukünftigen Verhaltens der anderen befähigt. [Übersetzung M.K.]
[40] Empfindung einer Identität mit anderen [Übersetzung M.K.]. Zubeachten ist: Das Wort „sense" ist nicht gleich bedeutend mit dem deutschen Wort „Empfindung", doch diese Übersetzung scheint an dieser Stellen den Sinn besser zu treffen, als andere Übersetzungen, wie Sinn, Verstand, Vernunft etc. Im Original steht „sense" im Spannungsfeld zwischen der rationalen Vernunft eines rationalen Verstehens und des implizierten Spürens, Empfindens.

Legen wir zugrunde, was wir bislang in dieser Arbeit über Spiegelneuronen zusammengetragen haben, können wir die Zusammenfassung Galleses nachvollziehen: "It appears that the sensorimotor integration process supported by [...] – dem Gehirnareal, in dem Spiegelneuronen nachgewiesen sind] instantiates an ‚internal copy' of actions utilized not only to generate and control goal-related behaviours, *but also* to provide – at a prereflexive and prelinguistic level – a meaningful account of behaviours performed by other individuals[42]" (Gallese, 174, 9-16).

Unter Rückgriff auf eine Vielzahl von Forschungsergebnisse (vgl. Gallese, 174, 17-34) kommt Gallese zum Schluss, dass „Broca's region appears to be not only involved in speech control, but also, [...] in a prelinguistic analysis of others' behaviour[43]" (174, 34-37).

Wie bereits beschrieben: „to perceive an action is equivalent to internally simulate it[44]" (Gallese, 174, 51f.). Im Gehirn des Beobachtenden entsteht somit eine direkte Verbindung zwischen dem Agens und den eigenen Fähigkeiten und Kapazitäten, die benutzt würden, um die gleiche Aktion durchzuführen. Ein Prozess, der implizit, automatisch und unbewusst jederzeit beim Beobachten von Aktionen abläuft, die Welt des anderen damit direkt mit der eigenen Lebenserfahrung abbildet.

Um die These zu untermauern, dass „a mirror matching mechanism enables to represent content independently for the self-other distinction[45]" (Gallese, 174, 6f.), belegt Gallese, dass eine "sameness of content regardsless of the specific quality of the mode of representation of the referent[46]" (Gallese, 174, 70ff.) besteht. Dazu zieht er die "audio-visual mirror neurons" heran, die gleich schießen unabhägig der unterschiedlichen Modi (visuelle Wahrnehmung/auditive Wahrnung/Exekution einer Handlung). Die Wahrnehmung der (Audio/Visio-) Präsentation einer Handlung wird auf

---

[41] Implizierte Sicherheit/Bestimmtheit [Übersetzung M.K.]. Auch dieser Begriff ist in der Übersetzung nicht eindeutig zu fassen, weil es einerseits für eine sichere Annahme über andere steht, andererseits aber auch für eine determinierende Bestimmtheit, einer Annahme eines „genau-so" bei anderen.
[42] Es scheint, als erzeuge der sensomotorische Integrationsprozess unterstützt durch [das Gehirnareal, für Spiegelneuronen nachgewiesen sind] eine ‚interne Kopie' der benutzten Handlungen nicht nur um zielgerichtete Verhaltensweisen zu generieren und zu kontrollieren, sondern auch um – auf einer prä-reflexiblen und prä-linguistischen Ebene – eine bedeutende Zahl von durch Andere ausgeführte Verhaltensweisen bereitzustellten [Übersetzung M.K.].
[43] das Broca-Areal nicht nur in die Kontrolle von Sprache involvierte zu sein, sondern auch [...] in eine pre-linguistische Analyse des Verhaltens Anderer [Übersetzung M.K.].
[44] Eine Handlung zu Erkennen/Begreifen ist identisch zu einer internen Simulation [Übersetzung M.K.]
[45] ein mirror matching mechanism dazu befähigt, Inhalte (Bedeutung) unabhängig für die selbstanderer Unterscheidung zu repräsentieren [Übersetzung M.K.]
[46] Gleichheit des Inhalts (der Bedeutung) unabhängig von der spezifischen Qualität des Repräsentationsmodus' des Referenten [Übersetzung M.K.]

deren Bedeutung reduziert. Es wird die selbe neuronale Repräsentation ausgelöst, unabhängig vom Modus der Wahrnehmung. (vgl. Gallese, 174, 73 – 175, 4)

Grundlage für die erwähnten „implicit certainities" ist also ein Prozess, bei dem die Handlungen anderer bedeutungsvoll in der Erfahrungswelt des Individuums verortet werden, die Handlungen anderer also interpretiert werden durch die Kapazitäten, die dem Individuum zur Verfügung stehen. Dies ist ein reflexiver Prozess, da die eigene Identität, als Grundlage, durch andere und unser Verhältnis zu anderen bestimmt wird.

4.3 Von den „implicit certainities" zu einem „Shared Manifold of Intersubjectivity"

Eine Vielzahl von Zuständen teilen wir mit anderen Menschen, das, was Gallese vorher mit "implicit certainities", als Grundlage für die Erzeugung von „s-identity" zu fassen versucht hat, formuliert er zu einer Hypothese eines "Shared Manifolds of Intersubjectivity[47]" aus. Zunächst muss dazu das Konzept Empathie weiter verstanden werden, als allgemeingebräuchlich. Empathie sollte angenommen werden „for *all* different aspects of expressive behaviour enabling us to establish a meaningful link between others and ourselves[48]" (Gallese, 174, 97f.). Daraus ergibt sich ein neues Konzept, das eines „Shared Manifold of Intersubjectivity", in dem alle Bedeutungsinhalte zusammenfallen, die wir mit anderen teilen. Ein „Shared Manifold of Intersubjectivity", der Grundlage von "intersubjective communication, social imitation and ascription of intentionality[49]" ist (vgl. Gallese 175, 6ff.).

4.4 "Shared Manifold of Intersubjectivity"

Gallese teilt den "Shared Manifold of Intersubjectivity" in drei Ebenen ein. In eine (a) phänomenologische Ebene, auf der er die Empathie (mit o.g. erweiterten Konzept) verortet. Hier werden Handlungen, Emotionen und Gefühle impliziert bedeutungsvoll,

---

[47] etwa: Geteilte Mannigfaltigkeit der Intersubjektivität
[48] für *alle* verschiedenen Aspekte des expressiven Verhaltens, das es uns ermöglichst, eine bedeutsame Verbindung zwischen anderen und uns selbst zu ziehen [Übersetzung M.K.]
[49] intersubjektiver Kommunikation, sozialer Imitation und Zuschreibung von Intentionalität [Übersetzung M.K.]

dadurch, dass wir sie mit anderen teilen (vgl. Gallese, 177, 16-34). Weiterhin einer (b) funktionalen Ebene, einer weiteren interaktiven Ebene, auf der nach einer funktionalen Logik relational gleiche Verbindungen gezogen werden und in einer relationalen Logik Kohärenz, Regelmäßigkeit und Vorhersehbarkeit ermittelt werden (vgl. Gallese, 177, 35-45).

Schließlich gibt es noch (c) eine subpersonale Ebene, in der die individuellen Wechselwirkungen zwischen den neuronalen Kreisen und den körperlichen Zuständen fallen (vgl. Gallese, 177, 46f.).

„The shared spaces allow us to appreciate, experience, and implicitly and prereflexively understand the emotions and the sensations we take others to experience.[50]" (Gallese, 176, 53-56)

Er besteht aber darauf, dass der "Shared Manifold of Intersubjectivity" keineswegs bedeutet, „that we experience other as we experience ourselves[51]" (Gallese, 176, 58f.), da (der Phänomenologie Husserls folgend) uns dies die Alterität nicht mehr als solche erleben ließe.

---

[50] Die geteilten Räume erlauben es uns, die Gefühle und Empfindungen, die wir andere erfahren lassen richtig einzuschätzen, zu erleben und implizit und prereflexiv zu verstehen [Übersetzung M.K.]
[51] dass wir andere wie uns selbst erleben [Übersetzung M.K.]

5. Schlussbemerkung

Es existiert in unserem Hirn ein Komplex, der in der Lage ist, Handlungen in einem "direct matching mechanism" zu erkennen und ihn an der selben Stelle im Hirn abzubilden, wo die motorische Repräsentation der selben Handlung verortet ist. Dieser Komplex befähigt den Menschen durch Imitation neue Handlungsmuster zu erlernen. Weiterhin scheint dieser Komplex grundlegend für die Evolution von Sprache zu sein als grundlegende Fähigkeit zur komplexen sozialen Interaktion. Sprache ist demnach aus Gesten entstanden, was die second-order-repräsentation untermauert, die Tatsache, dass bei der neuronalen Verarbeitung von Sprache (Lesen/spontanes Sprechen) Gehrinareale aktiviert werden, in denen Repräsentationen motorischer Handlungen liegen, die mit der motorischen Produktion der Worte in keiner direkten Verbindung stehen. Da dies auch bei Pseudoworten funktioniert, ist davon auszugehen, dass Laute die Einheiten sind, die in diesem Prozess erkannt werden und nicht ganze bedeutungsvolle Worte. Eine wichtige Rolle haben dabei audiovisuelle und Echo-Spiegelneuronen gespielt.

Mittels Spiegelneuronenkomplex sind wir in der Lage, andere Menschen durch ihre Gesten in unseren Hirn mit den uns zur Verfügung stehenden Kapazitäten wahrzunehmen. Im Grunde nehmen wir also andere durch uns selbst wahr (nicht aber wie uns selbst, solange kein entsprechendes Krankheitsbild vorliegt). Damit schafft das Spiegelneuronensystem eine direkte Verbindung zwischen dem Selbst und den Anderen und schafft dabei einen Raum, in dem mir mittels Spiegelneuronen etwas mit anderen Teilen, ein Raum, der uns zu implizierten Vorannahmen über andere Menschen kommen lässt, die auffallend oft nicht grundsätzlich falsch sind. Dieser Raum wird von Neurologen - wenn auch bislang nur spekulativ und nicht eindeutig bewiesen - zu einem Shared Manifold of Intersubjectivität, der uns erst zu intersubjektiven Kommunikation, sozialer Imitation und Zuschreibung von Intentionalität kommen lässt, als Grundlage für Empathie, für die Fähigkeit Mitzuempfinden.

Es bleibt die Frage offen, wohin die Neurologie uns führen wird. In vielen weiteren Bereichen, als den beschriebenen hat sie Untersuchungen angestellt. Mittlerweile sind Grundfeste wie "Geist", "Seele", "Bewußtsein" und auch "Schuld" von Neurologen infrage gestellt worden. Der menschliche Geist werde auf seelenlose Nervenimpulse reduziert, wie Wolf Singer, kritisch anmerkte. Er weißt daraufhin, dass in der Tat viele komplexe Dinge im Bereich der Hirnforschung entdeckt werden, aber das große Ganze noch fehle, bei dem die vielen kleinen Puzzleteile zu einem sinnvollen Ganzen zusammengefügt werden.

Wenn auch die Neurologen aus Parma große Erfolge im Bereich der Spiegelneuronenforschung hatten und mittlerweile viel weiter sind, als in dieser Arbeit beschrieben, mittlerweile die Theorie zu einer Kulturtheorie auf Grundlage der Spiegelneuronen erweitert haben, was plausibel ist, wenn Spiegelneuronen bei grundsätzlichen gemeinschaftsschaffenden Fähigkeiten beteiligt sind, wie das Handlungsverstehen, Sprache und Empathie.

6. Literaturverzeichnis

Gallese, Vittorio: The Roots of Empathy: The shared Manifold Hypothesis and the Neural Basis of Intersubjectivity. Parma, Basel, 2002.
http://www.unipr.it/arpa/mirror/image/icopdf.jpg

Buccino, Giovanni; Binkofski, Ferdinand; Riggio, Lucia: The mirror neuron system and action recognition. Parma, 2003. http://www.psychologie.unizh.ch/neuropsy/home_mmeyer/LMI-workshop/buccino04.pdf

Rizzolatti, Giovanni; Buccino, Giovanni: The Mirror-Neuron system and ist role in imitation and language. Cambridge, 2004.
http://www.brain.hr/Mind&Brain4/ADDITIONAL_SELECTED_ARTICLES/BUCCINO_pdfs/Fyssenfinal.pdf

Gartner, Bettina: Das mitfühlende Hirn. Die Zeit 18/2004

Schnabel, Ulrich; Saeutker, Andreas: Der Traum von Wirklichkeit. Die Zeit 28/1995

Schnabel, Ulrich: Denker des Denkens. Die Zeit 11/2005

Skolyes, John R.: Mirror Neurons and the Motor Theory of Speech. London, o.J., in: Reader zum Seminar

Williams, Justin; Whiten, Andrew; Suddendorf, Thomas; Perret, David J.: Imitation, mirror neurons and autism. o.J., , in: Reader zum Seminar

www.wikipedia.de: Eintrag: „Sprachzentrum", 21.02.2005

Genannt wurde bei Zitationen nur der erste genannte Autor.